DELICIOSAS RECETAS DE ENSALADAS 2021

RECETAS FÁCILES Y SABROSAS

GABRIELA LAPORTA

Tabla de contenido

Ensalada De Pollo Con Prosciutto

Ingredientes

1 rebanadas de pan de masa madre de 1 onza, cortadas en cubos de 1/2 pulgada

Spray para cocinar

1/4 cucharadita albahaca seca

1 pizca de ajo en polvo

1 ½ cucharada. aceite de oliva virgen extra, dividido

1 onza de jamón serrano en rodajas muy finas, picado

1 cucharada. jugo de limon fresco

1/8 cucharadita sal

Paquetes de 1, 5 onzas de rúcula baby

3/4 onzas de queso Asiago, rallado y dividido, aproximadamente 1/3 de taza

3 onzas de pechuga de pollo asado deshuesada, deshuesada y desmenuzada

1/2 taza de tomates uva, cortados por la mitad

Método

Mantenga su horno para precalentar a 425 grados F. Engrase ligeramente

una bandeja para hornear con un poco de aceite en aerosol y coloque los

cubos de pan en una sola capa. Espolvoree el ajo en polvo y agregue la

albahaca y mezcle bien. Póngalo en el horno precalentado y hornee por 10

minutos o hasta que el pan esté crujiente. En una sartén antiadherente

grande agregue un poco de aceite y saltee el prosciutto hasta que esté

crujiente. Retirar de la sartén y escurrir. Mezcle el aceite restante, el jugo de

limón y la sal en un bol. En un tazón grande coloque la rúcula, la mitad del

queso y el jugo y mezcle bien. Mientras sirve, cubra la ensalada con el pollo, el prosciutto crujiente, los tomates, el queso restante y los crutones, mezcle

y sirva.

¡Disfrutar!

Deliciosa ensalada de rúcula con camarones

Ingredientes

2 tazas de rúcula tierna sin apretar

1/2 taza de pimiento rojo cortado en juliana

1/4 taza de zanahoria en juliana

1 1/2 cucharada aceite de oliva virgen extra, dividido

1 cucharadita romero fresco picado

1/4 cucharadita pimienta roja molida

1 diente de ajo, en rodajas finas

8 camarones grandes, pelados y desvenados

1 1/2 cucharada vinagre balsámico blanco

Método

En un tazón grande, mezcle la rúcula tierna, el pimiento rojo y las

zanahorias. En una sartén grande agregue aproximadamente 1 cucharada.

de aceite y calentar a fuego medio. Coloque la pimienta, el ajo y el romero

en la sartén y cocine hasta que el ajo se ablande. Agrega los camarones y

aumenta el fuego. Cocine hasta que los camarones estén cocidos. Coloca los

camarones en un bol. En la sartén agregue el aceite restante y el vinagre y

caliente hasta que esté tibio. Vierta esta mezcla sobre la mezcla de rúcula y

revuelva hasta que el aderezo cubra las verduras. Cubra la ensalada con los

camarones y sirva inmediatamente.

¡Disfrutar!

Ensalada Cobb De Camarones

Ingredientes

2 rebanadas de tocino cortado al centro

1/2 libra de camarones grandes, pelados y desvenados

1/4 cucharadita pimenton

1/8 cucharadita pimienta negra

Spray para cocinar

1/8 cucharadita sal, dividida

1 1/4 cucharada jugo de limon fresco

3/4 cucharada aceite de oliva virgen extra

1/4 cucharadita mostaza de Dijon integral

1/2 paquete de ensalada de lechuga romana de 10 onzas

1 taza de tomates cherry, cortados en cuartos

1/2 taza de zanahorias ralladas

1/2 taza de elote integral congelado, descongelado

1/2 aguacate maduro, pelado, cortado en 4 gajos

Método

Dorar el tocino en una sartén hasta que esté crujiente. Corta a lo largo.

Limpia la sartén y rocíala con aceite en aerosol. Coloca la sartén en la estufa

nuevamente y calienta a fuego medio. Mezcle los camarones con un poco

de pimienta y pimentón. Agregue los camarones a la sartén y cocine hasta

que estén listos. Espolvoree un poco de sal y mezcle bien. En un tazón

pequeño, combine el jugo de limón, el aceite, la sal y la mostaza en un

tazón. Mezclar la lechuga, los camarones, los tomates, la zanahoria, el maíz,

el aguacate y el tocino en un bol y rociar con el aderezo. Mezcle bien y sirva

inmediatamente.

¡Disfrutar!

Ensalada de melón y prosciutto

Ingredientes

1 1/2 tazas de melón dulce en cubos de 1/2 pulgada

1 1/2 tazas de melón en cubos de 1/2 pulgada

1 cucharada. menta fresca en rodajas finas

1/2 cucharadita jugo de limon fresco

1/8 cucharadita pimienta negra recién molida

1 onza de prosciutto en rodajas finas, cortado en tiras finas

1/4 taza, 2 onzas de queso Parmigiano-Reggiano fresco rallado

Pimienta negra molida, opcional

Ramitas de menta, opcional

Método

Combine todos los ingredientes en un tazón grande para mezclar y mezcle

bien hasta que estén bien cubiertos. Sirve adornado con un poco de

pimienta y ramitas de menta. Servir inmediatamente.

¡Disfrutar!

Ensalada De Maíz Y Frijoles Blancos

Ingredientes

1 cabeza de escarola, cortada en cuartos a lo largo y enjuagada

Spray para cocinar

1 onza de panceta picada

1/2 calabacín mediano, cortado en cuartos y cortado en juliana

1/2 diente de ajo picado

1/2 taza de granos de elote frescos

1/4 taza de perejil de hoja plana fresco picado

1/2 lata de 15 onzas de frijoles blancos, enjuagados y escurridos

1 cucharada. vinagre de vino tinto

1/2 cucharadita aceite de oliva virgen extra

1/4 cucharadita pimienta negra

Método

Cocina la escarola en una sartén grande a fuego medio durante 3 minutos o hasta que empiece a marchitarse por los bordes. Limpia la sartén y cúbrela con un poco de aceite en aerosol. Caliéntelo a fuego medio alto y agregue la panceta, el calabacín y el ajo y saltee hasta que estén tiernos. Agregue el maíz y cocine por un minuto más. Combine la mezcla de maíz y la escarola en un tazón grande. Agregue el perejil y el vinagre y mezcle bien. Agregue los ingredientes restantes y mezcle bien. Atender.

¡Disfrutar!

Ensalada de camarones estilo tailandés

Ingredientes

2 onzas de linguini crudo

6 onzas de camarones medianos pelados y desvenados

1/4 taza de jugo de lima fresco

1/2 cucharada azúcar

1/2 cucharada Sriracha, salsa de chile picante, como Huy Fong

1/2 cucharadita salsa de pescado

2 tazas de lechuga romana cortada

3/4 taza de cebolla morada, cortada verticalmente

1/8 taza de zanahorias, en juliana

1/4 taza de hojas de menta fresca picadas

1/8 taza de cilantro fresco picado

3 cucharadas anacardos tostados en seco picados, sin sal

Método

Prepare la pasta de acuerdo con las instrucciones del paquete. Cuando la pasta esté casi cocida, agregue los camarones y cocine por 3 minutos. Escurrir y colocar en un colador. Deje correr un poco de agua fría sobre él. En un tazón combine el jugo de limón, el azúcar, la Sriracha y la salsa de pescado. Mezclar hasta que el azúcar se disuelva. Agregue todos los ingredientes excepto los anacardos. Mezcle bien. Cubra con anacardos y sirva inmediatamente.

¡Disfrutar!

Deliciosa Ensalada con Aderezo Picante de Piña

Ingredientes

1/2 libra de pechuga de pollo deshuesada y sin piel

1/2 cucharadita chile en polvo

1/4 cucharadita sal

Spray para cocinar

3/4 taza de piña fresca en cubos de 1 pulgada, aproximadamente 8 onzas,

cantidad dividida

1 cucharada. cilantro fresco picado

1 cucharada. jugo de naranja fresco

2 cucharaditas vinagre de sidra de manzana

1/4 cucharadita chile habanero picado

1/2 diente de ajo grande

1/8 taza de aceite de oliva extra virgen

1/2 taza de jícama, pelada y en juliana

1/3 taza de pimiento rojo en rodajas finas

1/4 taza de cebolla morada en rodajas finas

1/2 paquete de 5 onzas de espinacas tiernas frescas, aproximadamente 4

tazas

Método

Machaca el pollo hasta que tenga un grosor uniforme y espolvoréalo con sal y chile en polvo. Rocíe un poco de aceite en aerosol sobre el pollo y colóquelo en una parrilla precalentada y cocine hasta que el pollo esté listo. Manténgase a un lado. Coloque la mitad de la piña, el jugo de naranja, el cilantro, el habanero, el ajo y el vinagre en una licuadora y mezcle hasta que quede suave. Vierta lentamente el aceite de oliva y siga mezclando hasta que se combine y espese. Mezcle los ingredientes restantes en un tazón grande. Agrega el pollo y mezcla bien. Vierta el aderezo y revuelva hasta que todos los ingredientes estén bien cubiertos con el aderezo. Servir inmediatamente.

¡Disfrutar!

Ensalada De Pollo A La Parrilla Y Rúcula

Ingredientes

Mitades de pechuga de pollo deshuesadas y sin piel de 8, 6 onzas

1/2 cucharadita sal

1/2 cucharadita pimienta negra

Spray para cocinar

10 tazas de rúcula

2 tazas de tomates cherry multicolores, cortados por la mitad

1/2 taza de cebolla morada en rodajas finas

1/2 taza de aderezo para ensalada de aceite de oliva y vinagre, cantidad dividida

20 aceitunas kalamata sin hueso, picadas

1 taza de queso de cabra desmenuzado

Método

Sazone la pechuga de pollo con sal y pimienta. Rocíe una sartén para parrilla con un poco de aceite en aerosol y caliéntela a fuego medio alto. Coloque el pollo en la sartén y cocine hasta que esté listo. Manténgase a un lado. En un bol mezcle los tomates, la rúcula, la cebolla, las aceitunas y 6 cucharadas. vendaje. Unte el aderezo restante sobre el pollo y córtelo en rodajas. Mezcle la mezcla de rúcula de tomate y pollo y revuelva bien. Servir inmediatamente.

¡Disfrutar!

Ensalada de pasta de conchas marinas con aderezo de cebollino y suero de leche

Ingredientes

2 tazas de pasta de conchas sin cocer

2 tazas de guisantes congelados

1/2 taza de mayonesa de canola orgánica

1/2 taza de suero de leche sin grasa

2 cucharadas. cebollino fresco picado

2 cucharaditas tomillo fresco picado

1 cucharadita sal

1 cucharadita pimienta negra recién molida

4 dientes de ajo picados

4 tazas de rúcula tierna sin apretar

2 cucharaditas aceite de oliva

4 onzas de prosciutto finamente picado, aproximadamente 1/2 taza

Método

Prepara la pasta según las instrucciones del fabricante. Cuando la pasta esté casi cocida, agregue los guisantes y cocine por 2 minutos. Escurrir y sumergir en agua fría. Escurrir de nuevo. En un tazón combine la mayonesa, el suero de leche, el cebollino, el tomillo, la sal, la pimienta y el ajo y mezcle bien. Agregue la pasta, los guisantes y la rúcula y mezcle bien. Saltee el prosciutto en una sartén a fuego medio alto hasta que esté crujiente. Espolvoree sobre la ensalada y sirva.

¡Disfrutar!

Trucha ártica con vinagreta de tomate

Ingredientes

8 filetes de carbón ártico de 6 onzas

1 1/2 cucharadita sal, dividida

1 cucharadita pimienta negra, dividida

Spray para cocinar

8 cucharaditas vinagre balsámico

4 cucharadas aceite de oliva virgen extra

4 cucharaditas chalotes picados

2 pinta de tomates uva, cortados por la mitad

10 tazas de rúcula sin apretar

4 cucharadas piñones tostados

Método

Sazone los filetes de carbón ártico con un poco de sal y pimienta. Cocínelos

en una sartén durante unos 4 minutos por ambos lados. Retire los filetes de

la sartén y cúbralos con una toalla de papel. Limpia los jugos de la sartén.

Vierta el vinagre en un tazón pequeño. Rocíe lentamente el aceite y bata

hasta que espese. Agregue las chalotas y mezcle bien. Agregue los tomates,

la sal y la pimienta a la sartén y caliéntelo a fuego alto y cocine hasta que los

tomates se ablanden. Agrega el aderezo y mezcla bien. Mientras sirve,

coloque una cama de rúcula en el plato, coloque el carbón ártico y vierta la

mezcla de tomate en cada filete. Cubra con algunas nueces y sirva

inmediatamente.

¡Disfrutar!

Ensalada De Cangrejo Deliciosa

Ingredientes

2 cucharadas. cáscara de limón rallada

10 cucharadas jugo de limón fresco, dividido

2 cucharadas. aceite de oliva virgen extra

2 cucharaditas cariño

1 cucharadita mostaza de Dijon

1/2 cucharadita sal

1/4 cucharadita pimienta negra recién molida

2 tazas de granos de maíz frescos, aproximadamente 2 mazorcas

1/2 taza de hojas de albahaca en rodajas finas

1/2 taza de pimiento rojo picado

4 cucharadas cebolla morada finamente picada

2 libras de carne de cangrejo en trozos, sin cáscara

16 rodajas de tomate bistec maduro de 1/4 de pulgada de grosor

4 tazas de tomates cherry, cortados por la mitad

Método

En un tazón grande mezcle la cáscara, 6 cucharadas. jugo de limón, aceite

de oliva, miel, mostaza, sal y pimienta. Retire aproximadamente 3

cucharadas. de esta mezcla y reservar. Agregue las 6 cucharadas restantes.

jugo de limón, maíz, albahaca, pimiento rojo, cebolla roja y carne de

cangrejo con el jugo restante, mezcle y mezcle bien. Agregue los tomates y

los tomates cherry y mezcle bien. Justo antes de servir vierte el jugo

retenido encima y sirve inmediatamente.

¡Disfrutar!

Ensalada De Pollo Orzo

Ingredientes

1 taza de orzo crudo

1/2 cucharadita cáscara de limón rallada

6 cucharadas jugo de limon fresco

2 cucharadas. aceite de oliva virgen extra

1 cucharadita sal kosher

1 cucharadita ajo molido

1/2 cucharadita cariño

1/4 cucharadita pimienta negra recién molida

2 tazas de pechuga de pollo rostizado, deshuesada y deshuesada

1 taza de pepino inglés cortado en cubitos

1 taza de pimiento rojo

2/3 taza de cebollas verdes en rodajas finas

2 cucharadas. eneldo fresco picado

1 taza de queso de cabra desmenuzado

Método

Prepara el orzo de acuerdo con las instrucciones del fabricante. Escurrir y

sumergir en agua fría y escurrir nuevamente y poner en un recipiente

grande. Combine la cáscara de limón, el jugo de limón, el aceite, el kosher,

el ajo, la miel y la pimienta en un tazón. Batir hasta que se combinen. Vierta

esta mezcla sobre la pasta preparada y mezcle bien. Mezcle el pollo, el

pepino, el pimiento rojo, las cebollas verdes y el eneldo. Mezcle bien. Cubra

con queso y sirva inmediatamente.

¡Disfrutar!

Ensalada de fletán y melocotón

Ingredientes

6 cucharadas aceite de oliva virgen extra, dividido

8 filetes de fletán de 6 onzas

1 cucharadita sal kosher, dividida

1 cucharadita pimienta negra recién molida, dividida

4 cucharadas menta fresca picada

4 cucharadas jugo de limon fresco

2 cucharaditas miel de maple

12 tazas de hojas tiernas de espinaca

4 duraznos medianos, cortados por la mitad y en rodajas

1 pepino inglés, cortado por la mitad a lo largo y en rodajas

1/2 taza de almendras rebanadas tostadas

Método

Espolvorea los filetes de fletán con un poco de sal y pimienta. Coloque el pescado en una sartén caliente y cocine por ambos lados durante 6 minutos o hasta que el pescado se desmenuce ligeramente cuando lo corte con un tenedor. En un tazón grande, mezcle la sal, la pimienta, el aceite, el jugo de limón, la menta y el jarabe de arce y bata hasta que se combinen. Agregue las espinacas tiernas, los duraznos y el pepino y mezcle bien. Mientras sirve, sirva el filete sobre una base de ensalada y cubra con algunas almendras.

¡Disfrutar!

Ensalada de remolacha y queso azul

Ingredientes

2 tazas de hojas de menta fresca rasgadas

2/3 taza de cebolla roja finamente rebanada verticalmente

2 paquetes de 6 onzas de col rizada baby

1/2 taza de yogur griego natural reducido en grasa al 2%

4 cucharadas suero de leche sin grasa

4 cucharaditas vinagre de vino blanco

3 cucharaditas aceite de oliva virgen extra

1/2 cucharadita sal kosher

1/2 cucharadita pimienta negra recién molida

8 huevos grandes duros, cortados en cuartos a lo largo

Paquete de 2, 8 onzas de remolachas baby peladas y cocidas al vapor, en cuartos

1 taza de nueces picadas en trozos grandes

4 onzas de queso azul, desmenuzado

Método

En un tazón grande mezcle la cebolla, la col rizada, los huevos, la remolacha

y la menta. En otro tazón, mezcle el yogur griego, el suero de leche, el

vinagre, el aceite, la sal y la pimienta. Batir hasta que todos los ingredientes

estén bien incorporados. Justo antes de servir vierta el aderezo sobre la

ensalada y sirva adornado con las nueces y el queso.

Ensalada Verde Estilo Italiano

Ingredientes

4 tazas de lechuga romana, cortada, lavada y seca

2 tazas de escarola desmenuzada

2 tazas de achicoria cortada

2 tazas de lechuga de hoja roja, cortada

1/2 taza de cebollas verdes picadas

1 pimiento rojo, cortado en aros

1 pimiento verde, cortado en aros

24 tomates cherry

1/2 taza de aceite de semilla de uva

1/4 taza de albahaca fresca picada

1/2 taza de vinagre balsámico

1/4 taza de jugo de limón

sal y pimienta para probar

Método

Para la ensalada: Mezcle la lechuga romana, la escarola, la lechuga de hoja roja, la achicoria, las cebolletas, los tomates cherry, el pimiento verde y el pimiento rojo en un bol.

Para el aderezo: en un tazón pequeño combine la albahaca, el vinagre balsámico, el aceite de semilla de uva, el jugo de limón y mezcle bien. Condimentar con sal y pimienta.

Justo antes de servir, vierta el aderezo sobre la ensalada y mezcle bien para cubrir. Servir inmediatamente.

¡Disfrutar!

Ensalada De Brócoli Con Arándanos

Ingredientes

1/4 taza de vinagre balsámico

2 cucharaditas mostaza de Dijon

2 cucharaditas miel de maple

2 dientes de ajo picados

1 cucharadita ralladura de limón

sal y pimienta para probar

1 taza de aceite de canola

2 paquetes de 16 onzas de mezcla de ensalada de col y brócoli

1 taza de arándanos secos

1/2 taza de cebollas verdes picadas

1/2 taza de nueces picadas

Método

Vierta el vinagre en un tazón mediano. Agregue la mostaza de Dijon, el ajo, la ralladura de limón y el jarabe de arce. Batir bien y verter gradualmente en el aceite y batir hasta que se combinen. Agregue la ensalada de brócoli, las cebollas verdes, los arándanos secos y la cebolla en un tazón grande para mezclar. Rocíe el aderezo sobre la ensalada y mezcle bien. Colocar en el frigorífico y dejar enfriar durante media hora. Cubra con nueces y sirva inmediatamente.

¡Disfrutar!

Deliciosa Ensalada Marconi

Ingredientes

2 tazas de macarrones sin cocer

1/2 taza de mayonesa

2 cucharadas. vinagre blanco destilado

1/3 taza de azúcar blanca

1 cucharada. y 3/4 cucharadita. mostaza amarilla preparada

3/4 cucharadita sal

1/4 cucharadita pimienta negro

1/2 cebolla grande picada

1 tallo de apio picado

1/2 pimiento verde, sin semillas y picado

2 cucharadas. zanahoria rallada, opcional

1 cucharada. pimientos picantes picados, opcional

Método

Prepara los macarrones de acuerdo con las instrucciones del fabricante.

Escurrir, sumergir en agua fría y escurrir nuevamente. Combine la

mayonesa, el azúcar, la mostaza, el vinagre, la pimienta y la sal en un tazón

grande. Agregue el pimiento verde, el apio, los pimientos, la zanahoria y los

macarrones y mezcle bien. Deje enfriar durante la noche antes de servir.

¡Disfrutar!

Ensalada De Patatas Y Tocino

Ingredientes

1 libra de papas rojas nuevas limpias y restregadas

3 huevos

1/2 libra de tocino

1/2 cebolla finamente picada

1/2 tallo de apio, finamente picado

1 taza de mayonesa

sal y pimienta para probar

Método

Cocine las patatas en agua hirviendo hasta que estén tiernas. Escurrir y enfriar en el frigorífico. Hervir los huevos en un poco de agua hirviendo, sumergir en agua fría, pelar y picar. Dorar el tocino en una sartén. Escurrir y desmenuzar en trozos más pequeños. Pica las patatas frías en trozos pequeños. Combine todos los ingredientes en un tazón grande. Servir frío.

¡Disfrutar!

Ensalada De Lechuga Roquefort

Ingredientes

2 cabezas de lechuga de hoja, cortada en trozos pequeños

6 peras, peladas, sin corazón y picadas

10 onzas de queso roquefort, desmenuzado

2 aguacates, pelados, sin hueso y cortados en cubitos

1 taza de cebollas verdes en rodajas finas

1/2 taza de azucar blanca

1 taza de nueces

2/3 taza de aceite de oliva

1/4 taza y 2 cucharadas. vinagre de vino tinto

1 cucharada. azucar blanca

1 cucharada. mostaza preparada

2 dientes de ajo picados

1 cucharadita sal

Pimienta negra recién molida al gusto

Método

Agregue la 1/2 taza de azúcar con las nueces en una sartén. Cocine a fuego medio hasta que el azúcar se derrita y las nueces se caramelicen. Vierta lentamente la mezcla sobre un papel encerado y deje enfriar. Romper en pedazos y reservar. Vierta el aceite de oliva, el vinagre de vino tinto, 1 cucharada. azúcar, mostaza, ajo, pimienta y sal en un robot de cocina y procesa hasta incorporar todos los ingredientes. En una ensaladera grande agregue todos los ingredientes sobrantes y vierta el aderezo. Mezcle bien para cubrir. Cubra con las nueces caramelizadas y sirva.

¡Disfrutar!

Ensalada de atún

Ingredientes

2 latas de atún blanco de 7 onzas, escurridas y desmenuzadas

3/4 taza de mayonesa o aderezo para ensaladas

2 cucharadas. queso parmesano

1/4 taza y 2 cucharadas. salsa dulce de pepinillos

1/4 cucharadita hojuelas de cebolla picada secas

1/2 cucharadita polvo de curry

2 cucharadas. perejil seco

2 cucharaditas hojas de eneldo

2 pizcas de ajo en polvo

Método

Agregue el atún blanco, la mayonesa, el parmesano, el aderezo de pepinillos

dulces y los pepinillos de cebolla en un tazón mediano. Mezclar bien.

Espolvoree el curry en polvo, el perejil, el eneldo y el ajo en polvo y mezcle

bien. Servir inmediatamente.

¡Disfrutar!

Ensalada De Pasta

Ingredientes

2 libras de pasta de concha

1/2 libra de salami de Génova, picado

1/2 libra de salchicha de pepperoni, picada

1 libra de queso Asiago, cortado en cubitos

2 latas de 6 onzas de aceitunas negras, escurridas y picadas

2 pimientos rojos, cortados en cubitos

2 pimientos verdes, picados

6 tomates picados

2 paquetes de .7 onzas de mezcla seca de aderezo para ensaladas estilo

italiano

1-1 / 2 tazas de aceite de oliva extra virgen

1/2 taza de vinagre balsámico

1/4 taza de orégano seco

2 cucharadas. perejil seco

2 cucharadas. Queso parmesano rallado

Sal y pimienta negra molida al gusto

Método

Cocina la pasta según las instrucciones del fabricante. Escurrir y sumergir en agua fría. Escurrir de nuevo. Agregue la pasta, el pepperoni, el salami, las aceitunas negras, el queso Asiago, los tomates, el pimiento rojo y el pimiento verde en un tazón grande. Mezclar bien. Espolvoree la mezcla de aderezo y revuelva bien. Cubra con una envoltura adhesiva y enfríe.

Para el aderezo: Vierte en un bol el aceite de oliva, el orégano, el vinagre balsámico, el queso parmesano, el perejil, la pimienta y la sal. Batir bien hasta que esté combinado. Justo antes de servir, rocíe el aderezo sobre la ensalada y mezcle para cubrir. Servir inmediatamente.

¡Disfrutar!

Ensalada De Pollo Con Pasta De Sésamo

Ingredientes

1/2 taza de semillas de sésamo

2 paquetes de 16 onzas de pasta de pajarita

1 taza de aceite vegetal

2/3 taza de salsa de soja ligera

2/3 taza de vinagre de arroz

2 cucharaditas aceite de sésamo

1/4 taza y 2 cucharadas. azucar blanca

1 cucharadita Jengibre molido

1/2 cucharadita pimienta negro

6 tazas de pechuga de pollo cocida y desmenuzada

2/3 taza de cilantro fresco picado

2/3 taza de cebolla verde picada

Método

Tostar ligeramente las semillas de sésamo en una sartén a fuego medio alto hasta que el aroma llene la cocina. Manténgase a un lado. Cocina la pasta según las instrucciones del fabricante. Escurrir, sumergir en agua fría y escurrir y colocar en un bol. Licúa el aceite vegetal, el vinagre de arroz, la salsa de soja, el azúcar, el aceite de sésamo, el jengibre, la pimienta y las semillas de sésamo hasta incorporar todos los ingredientes. Vierta el aderezo preparado sobre la pasta y mezcle bien hasta que el aderezo cubra la pasta. Agregue las cebollas verdes, el cilantro y el pollo y mezcle bien. Servir inmediatamente.

¡Disfrutar!

Ensalada de papa tradicional

Ingredientes

10 patatas

6 huevos

2 tazas de apio picado

1 taza de cebolla picada

1 taza de condimento de pepinillos dulces

1/2 cucharadita sal de ajo

1/2 cucharadita sal de apio

2 cucharadas. mostaza preparada

Pimienta negra molida al gusto

1/2 taza de mayonesa

Método

Cocine las papas en una olla con agua hirviendo con sal hasta que estén tiernas, pero no blandas. Escurre el agua y pela las patatas. Picar en trozos pequeños. Hervir los huevos, pelarlos y picarlos. Combine todos los ingredientes en un tazón grande suavemente. No seas demasiado brusco o acabarás aplastando las patatas y los huevos. Servir frío.

¡Disfrutar!

Tabulé de Quinua

Ingredientes

4 tazas de agua

2 tazas de quinua

2 pizcas de sal

1/2 taza de aceite de oliva

1 cucharadita sal marina

1/2 taza de jugo de limón

6 tomates, cortados en cubitos

2 pepinos, cortados en cubitos

4 manojos de cebollas verdes, cortadas en cubitos

4 zanahorias ralladas

2 tazas de perejil fresco picado

Método

Hervir un poco de agua en una cacerola. Agrega una pizca de sal y la quinua.

Cubra la cacerola con una tapa y deje que el líquido hierva a fuego lento

durante unos 15-20 minutos. Una vez cocido, retire el fuego y mezcle con un

tenedor para que se enfríe más rápido. Mientras la quinua se enfría, coloca

el resto de los ingredientes en un tazón grande. Agregue la quinua enfriada

y mezcle bien. Servir inmediatamente.

¡Disfrutar!

Ensalada Congelada

Ingredientes

2 tazas de yogur

2 tazas de nata fresca

1 taza de macarrones cocidos

2-3 chiles picados

3 cucharadas cilantro picado

3 cucharaditas azúcar

Sal al gusto

Método

Combine todos los ingredientes en un tazón grande para mezclar y refrigere durante la noche. Servir frío.

¡Disfrutar!

Ensalada de Fresa y Feta

Ingredientes

1/2 taza de almendras picadas

1 diente de ajo picado

1/2 cucharadita cariño

1/2 cucharadita mostaza de Dijon

2 cucharadas. vinagre de frambuesa

1 cucharada. vinagre balsámico

1 cucharada. azúcar morena

1/2 taza de aceite vegetal

1/2 cabeza de lechuga romana, cortada

1 taza de fresas frescas, en rodajas

1/2 taza de queso feta desmenuzado

Método

Ase las almendras en una sartén a fuego medio. Manténgase a un lado.

Combine la miel, el ajo, la mostaza, los dos vinagres, el aceite vegetal y el

azúcar morena en un bol. Mezclar todos los ingredientes con las almendras

tostadas en una ensaladera grande. Vierta el aderezo justo antes de servir,

mezcle bien para cubrir y sirva inmediatamente.

¡Disfrutar!

Ensalada refrescante de pepino

Ingredientes

2 pepinos grandes, cortados en trozos de ½ pulgada

1 taza de yogur sin grasa

2 cucharaditas eneldo, finamente picado

Sal al gusto

Método

Batir el yogur hasta que quede suave. Agregue el pepino, el eneldo y la sal y mezcle bien. Deje enfriar durante la noche y sirva cubierto con un poco de eneldo.

¡Disfrutar!

Ensalada colorida

Ingredientes

2 tazas de granos de elote hervidos

1 pimiento verde, cortado en cubitos

1 pimiento rojo, cortado en cubitos

1 pimiento amarillo, cortado en cubitos

2 tomates, sin semillas, cortados en cubitos

2 papas, hervidas, cortadas en cubitos

1 taza de jugo de limón

2 cucharaditas polvo de mango seco

Sal al gusto

2 cucharadas. cilantro picado para decorar

Método

Combine todos los ingredientes excepto el cilantro en un tazón grande para mezclar. Sazone al gusto. Deje enfriar durante la noche. Cubra con cilantro justo antes de servir.

¡Disfrutar!

Ensalada De Garbanzos

Ingredientes

1 lata de 15 onzas de garbanzos, escurridos

1 pepino, cortado por la mitad a lo largo y en rodajas

6 tomates cherry, cortados por la mitad

1/4 de cebolla morada picada

1 diente de ajo picado

1/2, 15 onzas de aceitunas negras, escurridas y picadas

1/2 onza de queso feta desmenuzado

1/4 taza de aderezo para ensaladas estilo italiano

1/4 limón, exprimido

1/4 cucharadita sal de ajo

1/4 cucharadita pimienta negro

1 cucharada. crema para decorar

Método

Mezcle todos los ingredientes en un tazón grande y colóquelos en el
refrigerador durante al menos 3 horas antes de servir.

Combine los frijoles, pepinos, tomates, cebolla morada, ajo, aceitunas,
queso, aderezo para ensaladas, jugo de limón, sal de ajo y pimienta. Mezcle
y refrigere 2 horas antes de servir. Servir frío. Sirva cubierto con la crema.

¡Disfrutar!

Ensalada picante de aguacate y pepino

Ingredientes

4 pepinos medianos, en cubos

4 aguacates, en cubos

1/2 taza de cilantro fresco picado

2 dientes de ajo picados

1/4 taza de cebollas verdes picadas, opcional

1/2 cucharadita sal

pimienta negra al gusto

1/2 limón grande

2 limones

Método

Combine todos los ingredientes excepto el jugo de lima en un tazón grande para mezclar. Refrigerar al menos una hora. Vierta el jugo de limón en la ensalada justo antes de servir y sirva inmediatamente.

¡Disfrutar!

Ensalada de albahaca, queso feta y tomate

Ingredientes

12 tomates roma, ciruela, cortados en cubitos

2 pepinos pequeños, pelados, cortados en cuartos a lo largo y picados

6 cebollas verdes, picadas

1/2 taza de hojas de albahaca fresca, cortadas en tiras finas

1/4 taza y 2 cucharadas. aceite de oliva

1/4 taza de vinagre balsámico

1/4 taza y 2 cucharadas. queso feta desmenuzado

sal y pimienta negra recién molida al gusto

Método

Combine todos los ingredientes en una ensaladera grande. Ajuste el condimento al gusto y sirva inmediatamente.

¡Disfrutar!

Ensalada de pasta y espinacas

Ingredientes

1/2 paquete de 12 onzas de pasta farfalle

5 onzas de espinacas tiernas, enjuagadas y cortadas en trozos pequeños

1 onza de queso feta desmenuzado con albahaca y tomate

1/2 cebolla morada picada

1/2, 15 onzas de aceitunas negras, escurridas y picadas

1/2 taza de aderezo para ensaladas estilo italiano

2 dientes de ajo picados

1/2 limón, exprimido

1/4 cucharadita sal de ajo

1/4 cucharadita pimienta negro

Método

Prepare la pasta de acuerdo con las instrucciones del fabricante. Escurrir y sumergir en agua fría. Escurrir nuevamente y colocar en un tazón grande para mezclar. Agregue las espinacas, el queso, las aceitunas y las cebollas rojas. En otro tazón, combine el aderezo para ensaladas, el jugo de limón, el ajo, la pimienta y la sal de ajo. Batir hasta que esté combinado. Vierta sobre la ensalada y sirva inmediatamente.

¡Disfrutar!

Orzo de albahaca y tomate secado al sol

Ingredientes

1 taza de pasta orzo sin cocer

1/4 taza de hojas de albahaca fresca picadas

2 cucharadas. y 2 cucharaditas. tomates secados al sol, empacados en

aceite, picados

1 cucharada. aceite de oliva

1/4 taza y 2 cucharadas. Queso parmesano rallado

1/4 cucharadita sal

1/4 cucharadita pimienta negro

Método

Prepare la pasta de acuerdo con las instrucciones del fabricante. Escurrir y sumergir en agua fría. Escurrir nuevamente y reservar. En un procesador de alimentos, coloque los tomates secados al sol y la albahaca y mezcle hasta que quede suave. Combine todos los ingredientes en un tazón grande y mezcle bien. Sazone al gusto. Esta ensalada se puede servir a temperatura ambiente o fría.

¡Disfrutar!

Ensalada Cremosa De Pollo

Ingredientes

2 tazas de mayonesa

2 cucharadas. azúcar, o más dependiendo de la dulzura de su mayonesa

2 cucharaditas pimienta

1 pechuga de pollo, deshuesada y sin piel

1 pizca de ajo en polvo

1 pizca de cebolla en polvo

1 cucharada. cilantro picado

Sal al gusto

Método

Fríe la pechuga de pollo hasta que esté cocida. Deje enfriar y pique en trozos pequeños. Combine todos los ingredientes en un tazón grande y mezcle bien. Sazone al gusto y sirva frío.

¡Disfrutar!

Desafío refrescante de gramo verde y yogur

Ingredientes

2 tazas de gramo verde

1 taza de yogur espeso

1 cucharadita chile en polvo

2 cucharadas. azúcar

Sal al gusto

Método

Hierve una olla con agua y agrega una pizca de sal y el gramo verde. Cocine hasta que esté casi hecho y escurra. Enjuague con agua fría y reserve. Batir el yogur hasta que quede suave. Agregue el chile en polvo, el azúcar y la sal y mezcle bien. Enfríe el yogur en la nevera durante unas horas. Justo antes de servir, saque el garbanzo verde en un plato para servir y sírvalo cubierto con el yogur preparado. Servir inmediatamente.

¡Disfrutar!

Ensalada de aguacate y rúcula cubierta con queso feta desmenuzado

Ingredientes

1 aguacate maduro, lavado

Un puñado de hojas de rúcula

1 pomelo rosado, sin semillas

3 cucharadas vinagre balsámico

4 cucharadas aceite de oliva

1 cucharadita mostaza

½ taza de queso feta, desmenuzado

Método

Saque la parte carnosa del aguacate y colóquelo en un bol. Agregue el

vinagre balsámico y el aceite de oliva y bata hasta que quede suave.

Agregue el resto de los ingredientes excepto el queso feta y mezcle bien.

Sirva cubierto con queso feta desmenuzado.

¡Disfrutar!

Ensalada de gramo verde germinado

Ingredientes

1 taza de brotes de garbanzo verde

1/4 taza de pepino cortado en cubitos y sin semillas

1/4 taza de tomate picado y sin semillas

2 cucharadas. y 2 cucharaditas. cebollas verdes picadas

1 cucharada. cilantro fresco picado

1/4 taza de rábanos en rodajas finas, opcional

1-1 / 2 cucharadita aceite de oliva

1 cucharada. jugo de limon

1-1 / 2 cucharadita vinagre de vino blanco

3/4 cucharadita Orégano seco

1/4 cucharadita polvo de ajo

3/4 cucharadita polvo de curry

1/4 cucharadita mostaza seca

1/2 pizca de sal y pimienta al gusto

Método

Combine todos los ingredientes en un tazón grande para mezclar y mezcle hasta que todos los ingredientes estén cubiertos con el aceite. Enfríe en el refrigerador por unas horas antes de servir.

¡Disfrutar!

Ensalada Saludable De Garbanzos

Ingredientes

2-1 / 4 libras de garbanzos, escurridos

1/4 taza de cebolla morada picada

4 dientes de ajo picados

2 tomates picados

1 taza de perejil picado

1/4 taza y 2 cucharadas. aceite de oliva

2 cucharadas. jugo de limon

sal y pimienta para probar

Método

Combine todos los ingredientes en un tazón grande para mezclar y mezcle bien. Refrigere toda la noche. Servir frío.

¡Disfrutar!

Ensalada de tocino y guisantes con aderezo ranch

Ingredientes

8 rebanadas de tocino

8 tazas de agua

2 paquetes de 16 onzas de guisantes congelados

2/3 taza de cebollas picadas

1 taza de aderezo ranch

1 taza de queso cheddar rallado

Método

Dorar el tocino en una sartén grande a fuego alto. Escurrir la grasa y desmenuzar el tocino y reservar. En una olla grande hervir un poco de agua y agregarle los guisantes. Cuece los guisantes por un minuto y escurre. Remojar en agua fría y escurrir nuevamente. En un tazón grande combine el tocino desmenuzado, los guisantes hervidos, la cebolla, el queso Cheddar y el aderezo Ranch. Mezcle bien y refrigere. Servir frío.

¡Disfrutar!

Ensalada De Espárragos Crujientes

Ingredientes

1-1 / 2 cucharadita vinagre de arroz

1/2 cucharadita vinagre de vino tinto

1/2 cucharadita salsa de soja

1/2 cucharadita azucar blanca

1/2 cucharadita mostaza de Dijon

1 cucharada. aceite de cacahuete

1-1 / 2 cucharadita aceite de sésamo

3/4 de libra de espárragos frescos, recortados y cortados en trozos de 2 pulgadas

1-1 / 2 cucharadita semillas de sésamo

Método

En un tazón pequeño, agregue el vinagre de arroz, el vinagre de vino de

arroz, el azúcar, la salsa de soja y la mostaza. Vierta lentamente los aceites,

mientras lo bate continuamente, para emulsionar los líquidos juntos. Llena

una olla con agua y agrégale una pizca de sal. Llevar a hervir. Ponga los

espárragos en el agua y cocine por 5 minutos o hasta que estén tiernos pero

no blandos. Escurrir y sumergir en agua fría. Escurrir nuevamente y colocar

en un tazón grande. Vierta el aderezo preparado sobre los espárragos y

mezcle hasta que el aderezo cubra los espárragos. Cubra con algunas

semillas de sésamo y sirva inmediatamente.

¡Disfrutar!

Ensalada de pollo deliciosa

Ingredientes

2 cucharadas. caldo de pollo sin grasa y menos sodio

1 cucharada. vinagre de vino de arroz

1/2 cucharada salsa de pescado tailandesa

1/2 cucharada salsa de soja baja en sodio

1/2 cucharada ajo picado

1 cucharadita azúcar

1/2 libra de pechugas de pollo, sin piel, deshuesadas, cortadas en trozos

pequeños

1/2 cucharada aceite de cacahuete

2 tazas de lechugas mixtas

2 cucharadas. albahaca fresca picada

2 cucharadas. cebolla morada, finamente rebanada

1 cucharada. cacahuetes tostados en seco finamente picados sin sal

Rodajas de lima, opcional

Método

En un tazón mediano, combine el caldo de pollo, el vinagre de vino de arroz, la salsa de pescado tailandesa, la salsa de soja baja en sodio, el ajo y el azúcar. Coloque los trozos de pollo en esta marinada y cubra el pollo con la mezcla y déjelo a un lado por unos minutos. Agrega el aceite en una sartén grande y calienta a fuego medio. Retire los trozos de pollo de la marinada y cocine en la sartén caliente durante unos 4-5 minutos o hasta que estén completamente cocidos. Vierta la marinada y cocine a fuego lento hasta que la salsa espese. Retírelo del calor. En un tazón grande, mezcle las verduras, la albahaca y el pollo y mezcle bien hasta que estén cubiertos. Sirva la ensalada cubierta con la cebolla y los cacahuates con rodajas de limón a un

lado.

¡Disfrutar!

Ensalada Saludable De Verduras Y Fideos Soba

Ingredientes

2 paquetes de 8 onzas de fideos soba

2 ½ tazas de soja verde congelada

1 ½ tazas de zanahorias, en juliana

2/3 taza de cebollas verdes, rebanadas

4 cucharadas cilantro fresco picado

3 cucharaditas chile serrano, picado

2 libras de camarones, pelados y desvenados

1/2 cucharadita sal

1/2 cucharadita pimienta negra

Spray para cocinar

2 cucharadas. jugo de naranja fresco

2 cucharadas. jugo de limón fresco

1 cucharada. salsa de soja baja en sodio

1 cucharada. aceite de sésamo oscuro

1 cucharada. aceite de oliva

Método

Hierva una olla con agua y cocine los fideos en ella hasta que estén casi

listos. En una sartén cocine la soja por 1 minuto o hasta que esté bien

caliente. Retirar de la sartén y escurrir. Mezclar los fideos con la zanahoria,

la cebolla, el cilantro y el chile. Rocíe una sartén grande con un poco de

aceite en aerosol y caliente a fuego medio. Mezcle los camarones con sal y

pimienta. Coloque los camarones en la sartén y cocine hasta que estén cocidos. Agrega los camarones a la mezcla de fideos. En un tazón pequeño

agregue el jugo de naranja y los demás ingredientes y mezcle bien. Vierta el

aderezo sobre la mezcla de fideos y mezcle bien hasta que esté cubierto.

¡Disfrutar!

Ensalada de lechuga y berros con aderezo de anchoas

Ingredientes

Vendaje:

1 taza de yogur natural sin grasa

1/2 taza de mayonesa baja en grasa

4 cucharadas perejil fresco picado

6 cucharadas cebollas verdes picadas

2 cucharadas. cebollino fresco picado

6 cucharadas vinagre de vino blanco

4 cucharaditas pasta de anchoas

2 cucharaditas estragón fresco picado

1/2 cucharadita pimienta negra recién molida

1/4 cucharadita sal

2 dientes de ajo picados

Ensalada:

16 tazas de lechuga romana cortada

2 tazas de berros cortados

3 tazas de pechuga de pollo cocida picada

4 tomates, cada uno cortado en 8 gajos, aproximadamente 1 libra

4 huevos grandes duros, cada uno cortado en 4 gajos

1 taza de aguacate pelado y cortado en cubitos

1/2 taza, 1 1/2 onzas de queso azul desmenuzado

Método

Pon todos los ingredientes necesarios para el aderezo en un procesador de alimentos y dale un giro y licúa hasta que quede suave. Refrigerar. En un tazón grande coloque todos los ingredientes para la ensalada y mezcle bien. Vierta sobre el aderezo justo antes de servir.

¡Disfrutar!

Ensalada Amarilla Simple

Ingredientes

1 mazorca de maíz amarillo

Un chorrito de aceite de oliva virgen extra

1 calabaza amarilla fresca

3 tomates frescos uva amarilla

3-4 hojas de albahaca fresca

Pizca de sal al gusto

Pimienta negra recién molida para espolvorear

Método

Primero, corta los granos del maíz. Corta la calabaza amarilla fresca y los tomates uva amarilla fresca en rodajas. Ahora tome una sartén y rocíe un poco de aceite de oliva y saltee el maíz y la calabaza hasta que estén tiernos. En un bol, agregue todos los ingredientes y sazone al gusto. Mezcle y sirva.

¡Disfrutar!

Ensalada de cítricos y albahaca

Ingredientes

Aceite de oliva virgen extra

2 naranjas, en jugo

1 jugo de limón fresco

1 ralladura de limón

1 cucharada. de miel

Un chorrito de vinagre de vino blanco

Pizca de sal

2-3 hojas de albahaca fresca, picadas

Método

Tome un tazón grande para ensalada y agregue el aceite de oliva virgen extra, el jugo de limón y naranja fresco y mezcle bien. Luego agregue la ralladura de limón, la miel, el vinagre de vino blanco, las hojas de albahaca fresca y espolvoree un poco de sal al gusto. Mezcle bien para mezclar. Luego meter en el frigorífico a enfriar y servir.

¡Disfrutar!

Ensalada de pretzel simple

Ingredientes

1 paquete de pretzels

Sal para espolvorear

2/3 taza de aceite de maní

Aderezo de ensalada de ajo y hierbas, puede usar el aderezo de ensalada de

su elección, según el gusto

Método

Toma una bolsa grande para mezclar. Ahora agregue los pretzels, el aceite

de maní, la mezcla de aderezo de ensalada de ajo y hierbas o cualquier otro

aderezo de ensalada. Espolvorea un poco de sal para sazonar. Ahora agite

bien la bolsa para que los pretzels queden uniformemente cubiertos. Sírvelo

de inmediato.

¡Disfrutar!

Lightning Source UK Ltd.
Milton Keynes UK
UKHW020646140621
385483UK00011B/542